Nelson Ekweogu
Matthew Nnoli

Extractos etanólicos das folhas de J. curcas em ratos albinos Wistar

Nelson Ekweogu
Matthew Nnoli

Extractos etanólicos das folhas de J. curcas em ratos albinos Wistar

ScienciaScripts

Imprint

Cover image: www.ingimage.com

This book is a translation from the original published under ISBN 978-620-2-30396-5.

Publisher:
Sciencia Scripts
is a trademark of
Dodo Books Indian Ocean Ltd. and OmniScriptum S.R.L publishing group

120 High Road, East Finchley, London, N2 9ED, United Kingdom
Str. Armeneasca 28/1, office 1, Chisinau MD-2012, Republic of Moldova, Europe
Managing Directors: Ieva Konstantinova, Victoria Ursu
info@omniscriptum.com

Printed at: see last page
ISBN: 978-620-8-59048-2

DEDICAÇÃO

Dedico este trabalho ao Senhor Todo-Poderoso pelo Seu imenso amor e cuidado, provisão, proteção e orientação durante a minha estadia na escola. Que só o Seu nome seja louvado e exaltado e que a Sua bondade e bênçãos continuem a acompanhar-me todos os dias da minha vida, Ámen.

RECONHECIMENTOS

À minha família, em especial aos meus pais, Chief e Lolo John Ekweogu, pelo seu enorme apoio, conselhos e orações, o meu muito obrigado. Reconheço também de forma especial o Chefe Cosmos Agu pela sua inabalável ajuda financeira, orações e votos de felicidades.

Gostaria também de agradecer ao meu orientador de curso, Dr. (Sra.) A.A Ukaoma, ao meu diretor de curso, Dr. LA. Okwujiako e aos meus professores Prof. M.O.E. lwuala, Prof. P. T. E., Ozoh, Prof. (Sra.) H. C. Nwaigwe, Dr. I, Onyeocha, Dr. N. C. D., Ukwandu, Dr. T. I. N., Ezejiofor, Dr. IN. Okereke, Dr. L. C., Mgbemena, Dr. (Sra.) A. C., Udebuani, Dr. E.U. Ezeji, Dr. C.A. Nsofor, Dr. (Sra.) S.O., Anyadoh-Nwadike, Sr. E. A., Anyalobu, Sra. I. G., Emeka-Nwabunnaya, Sra. J. U., Udensi, Miss U. N., Chikezie, Mrs R.N Anunobi e o meu amável supervisor Rev. M. C., Nnoli, por terem tido um grande impacto na minha vida, tanto a nível académico como noutros aspectos.

A todos os meus amigos do departamento de biotecnologia e de outros departamentos, agradeço a grande influência que tiveram na minha vida e que Deus, na sua infinita misericórdia, vos abençoe e recompense abundantemente em nome de Jesus, Ámen.

RESUMO

Este estudo investigou os parâmetros de stress oxidativo do extrato etanólico de folhas de *Jatropha curcas* e os seus efeitos em ratos albinos wistar (machos). Os níveis quantitativos de glutatião das actividades foram realizados utilizando o ácido 2-nitro-5-tiobenzóico, o produto cromofórico resultante da reação do sargento de Ellman com GSH absorve a 412nm. A absorvância a 412nm é, portanto, proporcional ao teor de GSH, enquanto a peroxidação lipídica no eritrócito foi determinada espectrofotometricamente através da avaliação do nível de substância reactiva ao ácido tiobarbitúrico (TBARS) e a absorvância foi medida a 532nm utilizando um espetrofotómetro para conhecer o malonildialdeído (MDA), um produto final da peroxidação lipídica, que reage com o ácido tiobarbitúrico para formar a substância reactiva ao ácido tiobarbitúrico cromogénico rosa. Os cálculos foram efectuados utilizando um coeficiente de extinção molar de $1,56x10^5$M-l cm-l e expressos em nanomoles de *TBARS/mg* de proteína. O rato tratado com etanol revelou um aumento significativo ($p<O,05$) da peroxidação lipídica nos eritrócitos em comparação com o controlo, como evidenciado pelos níveis reduzidos de GSH. No hemolisado de eritrócitos do rato de teste administrado com *J. curcas,* os níveis de GSH foram significativamente aumentados em comparação com o grupo de controlo do etanol. Nos eritrócitos do rato testado administrado com *J. curcas,* os níveis de MDA foram significativamente reduzidos em comparação com o controlo do etanol. Os resultados obtidos com estes estudos reafirmam ainda mais o efeito deletério do consumo crónico de etanol com a ameaça que representa para o organismo. No entanto, a administração dos nossos extractos causou uma redução significativa do stress oxidativo, como se pode ver na capacidade dos extractos de *J. curcas* para aumentar a concentração de GSH nos eritrócitos

e também diminuir simultaneamente a concentração de malondialdeído, um produto evidenciado da peroxidação lipídica.

ÍNDICE DE CONTEÚDOS

CAPÍTULO 1

1.0-INTRODUÇÃO

O interesse contínuo na avaliação de produtos naturais como potenciais agentes quimioterapêuticos é encorajado pelo isolamento de fitoquímicos nas plantas, que podem tornar-se importantes na medicina moderna. As plantas produzem compostos bioactivos ou moléculas que actuam como mecanismos de defesa contra predadores e que, ao mesmo tempo, são tóxicos na natureza (Lopes *et al.*, 2001). Com o interesse crescente pelas plantas medicinais, é necessário efetuar investigações científicas exaustivas sobre a eficácia e a toxicidade potencial destas plantas. *A Jatropha curcas* (família Euphorbiaceae) é uma planta nativa dos trópicos americanos, muito provavelmente do México e da América Central (Janick *et al.*, 2008) e é vulgarmente designada por pinhão manso, pinhão de purga ou pinhão de porco em inglês, *Ikpu'aka* em Igbo. Sudeste da Nigéria. É cultivada em vários países tropicais e subtropicais, incluindo a Nigéria (Belewu *et al.*, 2010). O epíteto específico, *"curcas"*, foi utilizado pela primeira vez pelo médico português Garcia de Orta há mais de 400 anos e é de origem incerta (Agroforestree Database, 2010). É um arbusto de cerca de 3 metros de altura. Quando maduro, as suas folhas são de cor verde e o seu galho é muito rico em látex. É utilizada contra a erosão devido ao seu carácter resistente à seca (Ejelonu *et al.*, 201 0). *A Jatropha curcas* serve muitos objectivos: as suas sementes contêm óleo utilizado na produção de biocombustível e no tratamento de doenças de pele (Okujagu *et al.*, 2006; Belewu, 2008). As sementes também são utilizadas como alimento para o gado, embora sejam potencialmente tóxicas se não forem tratadas (Belewu *et al*, 2010), enquanto que, do ponto de vista medicinal, são objeto de várias investigações sobre reumatismo e doenças de pele (Uche *et al.*, 2008; Ejelonu *et al*, 2010). Estudos anteriores relataram que contém componentes bioactivos que podem curar doenças sexualmente transmissíveis, odor da boca e iterícia, e como anti-sético durante o parto (lgbinosa *et al.*, 2009; Namuli *et al.*, 2011). Ruppel (2000) também relatou as actividades moluscicida e larvicida dos extractos de sementes. Foi relatado que diferentes partes da planta contêm fenólicos, flavonóides, saponinas, glicosídeos, taninos e alcalóides (Thomas *et al., 2008;* Oskoueian *et al.*, 2011) e diz-se que os seus componentes bioactivos têm potencial como princípios antimicrobianos, anti-inflamatórios, anticancerígenos e antioxidantes (Rathee *et al., 2009),* 2009). Recentemente, (Oskoueian *et al.*, 2011; e James *et a1.*, 2011) mostraram que os extractos de metanol das folhas, casca do caule, látex e raízes exibiam actividades antioxidantes, anti-inflamatórias, cicatrizantes, antimicrobianas e citotóxicas. Gbolade (2009) relatou que as folhas serviram como anti-diabético quando fervidas com outros materiais em água. (Diwani *et al.*, 2009); Kalimuthu *et al.*, (2010); Kamal *et al.* (2011); Oseni *et al,* (2011), todos relataram as actividades antioxidantes e antimicrobianas desta planta. A maioria dos trabalhos publicados sobre os constituintes fitoquímicos, as actividades antioxidantes e antimicrobianas das folhas de *Jatropha curcas* foi realizada com os extractos utilizando metanol, etanol, hexano, éter de petróleo, etc. Namuli *et al.*, (2011) relataram a atividade antimicrobiana dos extractos aquosos das folhas, mas este estudo investiga os parâmetros de stress oxidativo dos extractos etanólicos das folhas de *Jatropha curcas* e os seus efeitos em ratos albinos wister (machos).

CAPÍTULO 2

2.0-REVISÃO DA LITERATURA

A Jatropha curcas ou pinhão manso é um arbusto grande ou uma pequena árvore monóica resistente à seca, com 5-8 m de altura, pertencente ao género *Jatropha*, que é composto por mais de 170 espécies, e é membro da família das Euphaorbiaceas, produzindo sementes que contêm óleo. As folhas aparecem alternadamente com um pecíolo (3-20 cm de comprimento) e uma lâmina de contorno amplamente ovalado, geralmente com 5 lóbulos pouco profundos. As inflorescências são cimas terminais ou auxiliares em forma de umbela, muitas vezes emparelhadas, com uma flor feminina solitária a terminar cada eixo principal e muitas flores masculinas nos ramos laterais. As flores são unissexuais, uma vez que apenas as flores femininas produzem sementes, e a razão de florescimento é um objetivo óbvio para o melhoramento do rendimento. Existem genótipos com floração totalmente feminina, o que oferece a oportunidade de criar variedades híbridas puras. Os frutos são cápsulas amplamente elipsóides de 25-3cm x ca. 2cm, de pele lisa, inicialmente carnuda e verde, tornando-se amarela e eventualmente seca e preta, com 3 sementes. As sementes são elipsoides, com 1-2 cm de comprimento, de cor negra e grosseiramente esburacadas. As sementes formam uma raiz principal e 4 raízes periféricas (Henning, 2007). Dependendo das circunstâncias ambientais, os ambientes húmidos e quentes favorecem o crescimento e o desenvolvimento da cultura, o que pode resultar na floração apenas 2 a 1 meses após a germinação. *A Jatropha* é essencialmente uma espécie selvagem sem variedades claramente distinguidas (Rao *et al., 2008; Sunil et al.,* 2008). A seleção de material mal caracterizado conduziu a uma variedade de padrões de crescimento e desenvolvimento, resultando num crescimento e rendimento imprevisíveis quando se tenta tratar *a Jatropha* como uma cultura de base (Ginwal *et al*., 2004; Kumar *et al*., 2008). A maior parte do "melhoramento" continua a ser a seleção de linhas dentro das colecções existentes. Os cruzamentos deliberados não são efectuados por rotina e não existe muita informação disponível sobre a genética de caraterísticas importantes, como o rendimento em óleo, a forma das árvores e as caraterísticas de floração. Resistência a doenças e pragas e tipo de sexo (por exemplo, caraterística de 100 flores femininas). A caraterização parcial foi realizada nas colecções individuais de germoplasma dos parceiros, mas há necessidade de uma caraterização integrada e padronizada das colecções combinadas de germoplasma, tornando-se claro que os sistemas (Meshram *et al,* 2009; Nam Hei, 2008). Houve relatos sobre a doença da podridão do colo (causada por *Macropphomina phaseolina* ou *Rhizoctonia bataticola*) na fase juvenil ou por encharcamento na fase adulta, a doença das manchas foliares (causada por *Cercospora jatrophaecurcas, Helminthosporium* tetramera *ou Pestalotiopsis* spp.), a doença da podridão radicular (causada por *Fusarium moniliforme*) e o amortecimento (causado por *Phytophtora* spp) (Sharma *et al.,* 2007). Os materiais vegetativos e as sementes dos genótipos de *Jatropha curcas* contêm toxinas e antinutrientes, incluindo forbolesters, proteínas inactivadoras de ribossomas de tipo I (curcinas), fitatos, lectinas e inibidores de proteases (Martinez Herrera *et al.* 2006). Os inibidores de proteases e as hemaglutinatinas (lectinas) podem ser desactivados por tratamento térmico húmido. O fitato, a principal forma de armazenamento do fósforo nas sementes, é um anti-nutriente. O fosfato contido no fitato não está disponível para os animais monogástricos (Lorenz *et al.,* 2007). Nas aplicações normais de alimentos para animais, a fitase é utilizada para ultrapassar a disponibilidade reduzida de fósforo proveniente do fitato. Os ésteres de forbol não são inactivados por tratamento térmico húmido *(*Trabi *et al..* 1997; Aregheore *et al..* 2003). A incorporação de ésteres de forbol contendo sementes ou farinha *de Jatropha* na dieta dos animais não é possível sem desintoxicação (Abdel Gadir *et al.*, 2003).

A desintoxicação é possível graças a um novo processo patenteado desenvolvido pela Quinvita.

2.1-0 STRESS OXIDATIVO

A formação de radicais livres ou oxidantes é um evento fisiológico bem estabelecido nas células aeróbicas. Um desequilíbrio entre oxidantes e antioxidantes, os dois termos da equação que define o stress oxidativo, e os consequentes danos nas moléculas celulares constituem o princípio básico de vários estados fisiopatológicos, como a neurodegeneração, o cancro, a mutagénese, as doenças cardiovasculares e o envelhecimento (Lennon *et al*, 2001).

O stress oxidativo reflecte um desequilíbrio entre a manifestação sistémica de espécies reactivas de oxigénio e a capacidade de um sistema biológico para desintoxicar rapidamente os intermediários reactivos ou para reparar os danos resultantes. As perturbações do estado redox normal das células podem causar efeitos tóxicos através da produção de peróxidos e radicais livres que danificam todos os componentes da célula, incluindo proteínas, lípidos e ADN. Além disso, algumas espécies oxidativas reactivas actuam como mensageiros celulares na sinalização redox. Assim, o stress oxidativo pode causar perturbações nos mecanismos normais de sinalização celular.

2.1.1 - EFEITOS QUÍMICOS E BIOLÓGICOS

Quimicamente, o stress oxidativo está associado a um aumento da produção de espécies oxidantes ou a uma diminuição significativa da eficácia das defesas antioxidantes, como a glutationa (Buettner 2001). Os efeitos do stress oxidativo dependem da dimensão destas alterações, sendo a célula capaz de ultrapassar pequenas perturbações e recuperar o seu estado original. No entanto, o stress oxidativo mais grave pode causar a morte celular e mesmo uma oxidação moderada pode desencadear a apoptose, enquanto que tensões mais intensas podem causar necrose (Morris *et al*, 1991).

A produção de espécies reactivas de oxigénio é um aspeto particularmente destrutivo do stress oxidativo. Estas espécies incluem os radicais livres e os peróxidos. Algumas das espécies menos reactivas (como os superóxidos) podem ser convertidas por reacções de oxidorredução com metais de transição ou outros compostos de ciclo redox (incluindo quinonas) em espécies radicais mais agressivas que podem causar danos celulares extensos (Morris *et al.,* 2005). A maior parte dos efeitos a longo prazo é infligida por danos no ADN (Evans *et al.*, 2004). Os danos no ADN podem ser induzidos por radiação ionizante de forma semelhante ao stress oxidativo, e estas lesões têm sido implicadas no envelhecimento e no cancro. Os efeitos biológicos dos danos causados por uma única base por radiação ou oxidação, como a 8-oxoguanina e o timina glicol, têm sido amplamente estudados. Recentemente, a atenção centrou-se em algumas das lesões complexas. As lesões em tandem do ADN são formadas com uma frequência substancial por radiação ionizante e por reacções H_2O_2 catalisadas por metais. Em condições anóxicas, a lesão de base dupla predominante é uma espécie em que o C8 da guanina está ligado ao grupo 5-metil de uma 3'-timina adjacente (G[8,5-Me]T) (Colis *et al.*, 2008). A maioria destas espécies derivadas do oxigénio é produzida a baixo nível pelo metabolismo aeróbico normal. Os mecanismos normais de defesa celular destroem a maior parte delas. Do mesmo modo, qualquer dano causado às células é constantemente reparado. No entanto, sob os níveis severos de stress oxidativo que causam necrose, os danos causam depleção de ATP, impedindo a morte apoptótica controlada e fazendo com que a célula simplesmente se desfaça (Shacter *et al.*, 1999).

2.1.2- PRODUÇÃO E CONSUMO DE OXIDANTES

Uma fonte de oxigénio reativo em condições normais nos seres humanos é a fuga de oxigénio ativado das mitocôndrias durante a fosforilação oxidativa. No entanto, os mutantes *de E. coli* que não possuem uma cadeia de transporte de electrões ativa produzem tanto peróxido de hidrogénio como as células de tipo selvagem, o que indica que outras enzimas contribuem para a maior parte dos oxidantes nestes organismos (Imlay *et al.*, 2004). Uma possibilidade é que as múltiplas flavoproteínas redox-activas contribuam todas com uma pequena porção para a produção global de oxidantes em condições normais (Imlay *et al.*, 2002). Outras enzimas capazes de produzir superóxido são a xantina oxidase, as NADPH oxidases e os citocromos P450. O peróxido de hidrogénio é produzido por uma grande variedade de enzimas, incluindo várias oxidases. As espécies reactivas de oxigénio desempenham um papel importante na sinalização celular, um processo denominado sinalização redox. Assim, para manter uma heamostase celular adequada, é necessário encontrar um equilíbrio entre a produção e o consumo de oxigénio reativo. Os antioxidantes celulares mais bem estudados são as enzimas superóxido dismutase (SOD), catalase e glutatião perioxidase. Menos bem estudadas (mas provavelmente igualmente importantes) são as peroxirredoxinas e a recentemente descoberta sulfiredoxina. Outras enzimas com propriedades antioxidantes (embora este não seja o seu papel principal) incluem a paraoxonase, glutationa-S transferases e aldeído desidrogenases (Buettner *et al.*, 2001).

O aminoácido metionina é propenso à oxidação, mas a metionina oxidada pode ser reversível. Está demonstrado que a oxidação da metionina inibe a fosforilação de sítios Ser/Thr/Tyr adjacentes nas proteínas (Hardin *et al.*, 2009). Isto constitui um mecanismo plausível para as células associarem os sinais de stress oxidativo à sinalização celular principal, como a fosforilação.

2.1.3-0STRESS OXIDATIVO E DOENÇAS

Suspeita-se que o stress oxidativo seja importante nas doenças neurodegenerativas, incluindo a doença de Lou Gehrig (também conhecida por MND ou ALS), a doença de Parkinson, a doença de Alzheimer, a doença de Huntington e a esclerose múltipla (Patel *et al.,* 2011). Evidências indirectas, através da monitorização de biomarcadores como as espécies reactivas de oxigénio e a produção de espécies reactivas de azoto, e a defesa antioxidante indicam que o dano oxidativo pode estar envolvido na patogénese destas doenças (Grabnar *et al.,* 2011), enquanto o stress oxidativo cumulativo com perturbações da respiração mitocondrial e o dano mitocondrial estão relacionados com a doença de Alzheimer, a doença de Parkinson e outras doenças neurodegenerativas (Ramalingam *et al.,* 2012). Pensa-se que o stress oxidativo está ligado a certas doenças cardiovasculares, uma vez que a oxidação do LDL no endotélio vascular é um precursor da formação de placas. O stress oxidativo desempenha igualmente um papel na cascata isquémica devida à lesão de reperfusão de oxigénio após hipoxia. Esta cascata tem propriedades antioxidantes (embora este não seja o seu papel principal), incluindo a paraoxcnase, e inclui tanto os acidentes vasculares cerebrais como os ataques cardíacos. O stress oxidativo foi também implicado na síndrome da fadiga crónica (Meeus *et al.,* 2006) e na diabetes.

É provável que o stress oxidativo esteja envolvido no desenvolvimento do cancro relacionado com a idade. As espécies reactivas produzidas no stress oxidativo podem causar danos diretos no ADN, sendo por isso mutagénicas, e podem também suprimir a apoptose e promover a proliferação, a invasão e as metástases (Halliwell *et al.,* 2007). Pensa-se também que a infeção por *Helicobacter pylori*, que aumenta a produção de espécies reactivas de oxigénio e azoto no estômago humano, é importante para o desenvolvimento do cancro gástrico (Handa *et al.*, 2011).

2.2-ANTIOXIDANTES COMO SUPLEMENTOS

Análises fitoquímicas mostraram que diferentes partes da planta *J. curcas* contêm compostos fenólicos, flavonóides, saponinas e alcalóides (Thomas *et al.*, 2008). A utilização de antioxidantes em doenças é controversa (Meyers *et al.*, 1996). Num grupo de alto risco, como os fumadores, doses elevadas de beta-caroteno sintético aumentaram a taxa de cancro do pulmão (Figueiras *et al.*, 2006). Em grupos de menor risco, a utilização de vitamina E parece reduzir o risco de doença cardíaca, embora provas mais recentes possam, de facto, sugerir o contrário (Pryor, 2000). Noutras doenças, como a doença de Alzheimer, as provas sobre a suplementação com vitamina E são mistas (Boothby *et al.*, 2005). Uma vez que as fontes dietéticas contêm uma gama mais vasta de carotenóides e tocoferóis de vitamina E e tocotrienóis de experiências completas utilizando compostos isolados. No entanto, a nitrona NXY -059, um fármaco da Astra Zeneca que elimina radicais, mostra alguma eficácia no tratamento do AVC (Rhoney *et al.*, 2006).

Pensa-se também que o stress oxidativo (tal como formulado na teoria do envelhecimento dos radicais livres de Harman) contribui para o processo de envelhecimento. Embora existam boas provas que apoiam esta ideia em organismos modelo como a *Drosophila melanogaster* e *a Caenorhabditis elegans* (Rogina *et al.*, 2003), provas recentes do laboratório de Michael Ristow sugerem que o stress oxidativo pode também promover a esperança de vida da

Caenorhabditis elegans ao induzir uma resposta secundária a níveis inicialmente elevados de espécies reactivas de oxigénio. Este processo foi anteriormente designado por mitohormese ou hormese mitocondrial, numa base puramente hipotética (Tapia, 2006). A situação nos mamíferos é ainda menos clara (Rattan *et al.*, 2006). Descobertas epidemiológicas recentes apoiam o processo de mito-hormese, com uma meta-análise de 2007 a indicar que estudos com baixo risco de enviesamento (aleatorização, cegueira, seguimento) concluem que alguns suplementos antioxidantes populares (vitamina A, beta-caroteno e vitamina E) podem aumentar o risco de mortalidade (embora estudos mais propensos a enviesamento tenham registado o inverso) (Nikolova *et al.*, 2007).

2.2.1-CATALISADORES METÁLICOS

Metais como o ferro, o cobre, o crómio, o vanádio e o cobalto são capazes de realizar ciclos redox em que um único eletrão pode ser aceite ou doado pelo metal. Esta ação catalisa a produção de sistemas biológicos numa forma não complexada (não numa proteína ou noutro complexo metálico protetor) pode aumentar significativamente o nível de stress oxidativo. Pensa-se que estes metais induzem reacções de Fenton e a reação de Haber-Weiss, na qual os radicais hidroxilo são gerados a partir do peróxido de hidrogénio. O radical hidroxilo pode então modificar os aminoácidos, por exemplo, a meta-tirosina e a orto-tirosina formadas pela hidroxilação da fenilalanina. Outras reacções incluem a peroxidação dos lípidos e a oxidação das nucleobases. As oxidações catalisadas por metais também levam à modificação irreversível de R (Arg), K (Lys), P (Pro) e T (Thr). Os danos oxidativos excessivos conduzem à degradação ou agregação das proteínas (Isabella et al., 2008).

A reação de metais de transição com proteínas oxidadas por espécies reactivas de oxigénio ou espécies reactivas de azoto pode produzir produtos reactivos que se acumulam e contribuem para o envelhecimento e a doença. Por exemplo, nos doentes de Alzheimer, os lípidos e as proteínas peroxidados acumulam-se nos lisossomas das células cerebrais (Tilac *et al.,* 2004)

2.2.2-CATALISADOR REDOX NÃO METÁLICO

Certos compostos orgânicos, para além dos catalisadores redox metálicos, podem também produzir espécies reactivas de oxigénio. Uma das classes mais importantes destes compostos são as quinonas. As quinonas podem efetuar ciclos redox com as suas semiqumonas e hidroquinonas conjugadas (Morris *et al.*, 2005), catalisando, em alguns casos, a produção de superóxido a partir de dioxigénio ou de peróxido de hidrogénio a partir de superóxido.

2.3-PERIOXIDAÇÃO LIPÍDICA

A peroxidação lipídica, um mecanismo bem estabelecido de lesão celular em plantas e animais, é utilizada como um indicador de stress oxidativo em células e tecidos. Os peróxidos lipídicos são instáveis e decompõem-se para formar uma série complexa de compostos, incluindo compostos carbonílicos reactivos. Os peróxidos de ácidos gordos poli-insaturados geram malondialdeído (MDA) após a decomposição e a medição do MDA tem sido utilizada como indicador da peroxidação lipídica (Janero *et al.*, 2012).

As biomembranas e os organelos subcelulares são particularmente sensíveis ao ataque oxidativo devido à presença de ácidos gordos polinsaturados (PUFA) nos seus fosfolípidos de membrana (Esterbauer *et al.,* 2012). A peroxidação lipídica consiste em três etapas:

iniciação, propagação e terminação.

INÍCIO

A peroxidação lipídica das biomembranas pode ser iniciada pela interação de um oxidante suficientemente reativo, como o radical hidroxilo (HO.), com um ácido gordo (RH) para gerar um radical livre de alquilo gordo (Enrique Cadenas, 2013):

$$\mathbf{RH + HO' \text{---------------}7\ R' + H_20}$$

PROPAGAÇÃO

O radical livre de alquilo gordo (R.) reage muito rapidamente com o oxigénio molecular (taxas controladas por difusão) para formar um radical peroxilo gordo (ROO.) (Enrique Cadenas, 2013). Esta espécie tem potencial oxidante suficiente para atacar um ácido gordo insaturado vizinho (RH) na membrana para formar hidroperóxidos e um novo radical alquilo gordo (R.)

$$\mathbf{R' + O_2 \text{----------------}7\ ROO'}$$

Reação do radical alquilo com O_2

$$\mathbf{ROO'+ RH \text{--------------------}7\ ROOH + R'}$$

Reação do radical peroxilo com o ácido gordo adjacente

TERMINAÇÃO

A cadeia autocatalítica acima referida é terminada pela colisão de duas espécies radicais para formar produtos não radicais. A contribuição das reacções de terminação a seguir descritas depende da concentração intracelular de oxigénio.

R' + R'--------------7 R-R

R' + ROO'----------------7 ROOR

O comprometimento oxidativo das biomembranas das lipoproteínas pode iniciar uma cascata complexa de eventos que levam à formação de oxidantes reactivos e instáveis, subprodutos tóxicos de longa duração ou mediadores inflamatórios biologicamente activos que têm o potencial de propagar os danos para além dos limites do foco original (Enrique Cadenas, 2013). O ataque dos radicais livres aos ácidos gordos insaturados das membranas ou das lipoproteínas está, naturalmente, associado a importantes alterações funcionais que podem resultar em disfunção ou morte celular (Enrique Cadenas, 2013).

2.3.1-S0URTOS DE SUPER OXIDANTES

A tabela seguinte enumera as reacções mais importantes na célula que geram anião superóxido.

Origem ***Significado***

fisiopatológico

-

Reacções enzimáticas

- Xantina oxidase Isquemia/reperfusão intestinal-

-NADH oxidase Presente nos leucócitos: bactericida

atividade

Fontes celulares

- Leucócitos e macrófagos Atividade bactericida
- Transferência de electrões mitocondrial
- Monooxigenase microssomal

Factores ambientais

- Luz ultravioleta

- Raios X

- Produtos químicos tóxicos

- Hidroxilaminas aromáticas

- Compostos nitro aromáticos

-Insecticidas, como o paraquato

-Agentes quimioterapêuticos, como as quinonas

CAPÍTULO 3

3.0-MATERIAIS E MÉTODOS

3.1-Materiais vegetais: As folhas frescas de *Jatropha curcas foram* recolhidas em maio de 2014, de um jardim local em Ozara Mbatu, área governamental local de Aboh Mbaise, no estado de Imo. Os materiais vegetais foram identificados taxonomicamente pelo Dr. M. C., Duru, um botânico do departamento de ciências biológicas da Universidade Federal de Tecnologia de Owerri, onde foi depositado o espécime comprovativo. As folhas foram secas ao ar até se obter um peso constante (21 dias).

3.l.1-Extração: As folhas secas foram pulverizadas até se transformarem em pó fino e extraídas com etanol num aparelho de extração Soxhlet. O solvente foi removido sob pressão reduzida e a massa semissólida obtida foi concentrada por secagem sob vácuo para produzir um resíduo sólido. Este foi conservado no frigorífico para o fitoquímico e o bioensaio.

3.1.2- Animais

Foram utilizados neste estudo ratos Wister albinos machos com um peso compreendido entre 76,4 e 124,2 g. Os animais foram obtidos na quinta amiga dos animais 27 royce road, em Owerri. Foram agrupados e alojados numa gaiola com quatro animais por gaiola (5 grupos com o grupo 1 como controlo) e deixados em condições de aclimatação. Os animais tiveram livre acesso a uma dieta padrão de pellets secos e receberam água *à vontade*. Todos os produtos químicos utilizados são de grau analógico. Os animais foram agrupados de 1 a 5 (4 em cada gaiola) e receberam o extrato, o etanol e a vitamina C na seguinte ordem de concentrações: o grupo 1 recebeu apenas ração animal e água, o grupo 2 recebeu apenas etanol com a concentração necessária, que foi calculada da seguinte forma: 30% de etanol = 15ml de etanol

70 of H_2O = 35ml of H_2O

Conc. de etanol= 15ml de etanol+ 35ml de H_20

Para a administração do etanol Conc. teremos;

½ × peso médio dos animais ÷ 100 x 1000

Ao grupo 4 foi administrado apenas o extrato e a sua concentração foi calculada da seguinte forma: O,2 g de extrato dissolvido em 2 ml de etanol puro+ 8 ml de H_20.

Para a administração do extrato, teremos;

Peso médio dos animais" ÷ 10 X 1/20 x 1000

Ao grupo 3 foi administrado etanol e extrato com as concentrações calculadas acima.

Ao grupo 5 foi administrada vitamina C e etanol, a concentração de vitamina C foi preparada

Com: 0,1g de vitamina C dissolvida em 40ml de H_20. A concentração de vitamina C a ser

A dose administrada foi calculada como;

É de salientar que os animais foram administrados (por intubação) numa base diária durante 28 dias e também, o peso dos animais foi medido após um intervalo de 7 dias em gramas e os dados utilizados no cálculo para as diferentes concentrações antes da administração.

3.2-AVALIAÇÃO DA PERIOXIDAÇÃO LIPÍDICA NOS ERITRÓCITOS

3.2.1-MEDIÇÃO DA PERIOXIDAÇÃO LIPÍDICA

PRINCÍPIOS

A peroxidação lipídica nos eritrócitos foi determinada espectrofotometricamente através da avaliação do nível de substância reactiva ao ácido tiobarbitúrico (TBARS), tal como descrito no método de Armstrong *et al.*, (2001), com uma pequena modificação. A absorvância foi medida a 532 nm utilizando um espetrofotómetro para conhecer o malonildialdeído (MDA), um produto final da peroxidação lipídica, que reage com o ácido tiobarbitúrico para formar a substância reactiva cor-de-rosa crornogénio-ácido tiobarbitúrico. Os cálculos foram efectuados utilizando um coeficiente de extinção molar de 1,56 x $10^5 M^{-1} cm^{-1}$ e expressos em nanomoles de TBARS/mg de proteína.

REAGENTES

8.1 Dodecilsulfato de sódio (SDS): Foi preparado dissolvendo 0,81 g de SDS em água destilada e completando o volume até 10 ml com água destilada.

1,0% de ácido tiobarbitúrico (TBA): Este ácido foi preparado dissolvendo 1,0 g de ácido tiobarbitúrico em HCL diluído e completando o volume até 100 ml com água destilada

Ácido tricloroacético (TCA) a 10%: Este foi preparado dissolvendo 109 de TCA em água, completando depois o volume de 100 ml com água destilada.

Ácido acético a 20% (pH 3,5): Este foi preparado diluindo 20m] de ácido acético em água, completando depois o volume total para 100ml com água destilada.

PROCEDIMENTOS

1

Ácido acético 1,5mL (20%; pH 3,5), 1,5ml de ácido tiobarbitúrico (1,0) e 0,2ml de dodecil de sódio

(8,1%) foram adicionados a 0,2 ml de eritrócitos lavados e aquecidos a 100^0C durante 60 minutos.

do sobrenadante claro foi medido a 532nm utilizando um espetrofotómetro. A concentração de TBARS foi determinada utilizando o seu coeficiente de extinção molar. O coeficiente de extinção molar do MDA é de 1,56 x $10^6 M^{-1}cm^{-1}$.

3.3-AVALIAÇÃO DO ESTADO ANTIOXIDANTE

3.3.1-MEDIÇÃO DO GLUTATIÃO (GSH)

PRINCÍPIOS

Este foi determinado no soro com base no método de Ellman, Meyer *et al.,* (2001). Este método baseia-se na formação de uma cor amarela relativamente estável quando o reagente de Ellman é adicionado a um composto sulfidrilo, uma vez que o GSH constitui a maior parte dos grupos sulfidrilo não proteicos. O ácido 2-nitro-5-tiobenzóico, o produto cromofórico resultante da reação do reagente de Ellman com GSH, absorve a 412 nm. A absorvância a 412nm é, portanto, proporcional ao teor de GSH.

REAGENTES

GSH padrão: 40mg de GSH foram dissolvidos em tampão fosfato e completados até 1 00mls com reagente de Ellman: 0,2g de reagente de Ellman foram dissolvidos em 500mls de tampão fosfato. Tampão fosfato PH 7,4: 7,163 g de Na2HP04 e 1,560 g de NaH2P04 foram dissolvidos cada um em água destilada e completado o volume para 500 ml. O pH foi ajustado para 7,4.

PROCEDIMENTOS

Misturou-se uma quantidade igual de soro com ácido tricloro-acético 10 e centrifugou-se para separar as proteínas. A O.OlmL deste sobrenadante, foram adicionados 2mL de tampão fosfato (pH 8.4), 0.5ml de 5.5- dithio, bis (ácido 2-nitrobenzóico) e O.4ml de água bidestilada. A mistura foi agitada em vórtice e a absorvância foi lida a 412nm durante 15 minutos. Os resultados foram calculados a partir da curva de calibração preparada para o glutatião.

CAPÍTULO 4

4.0-RESULTADOS

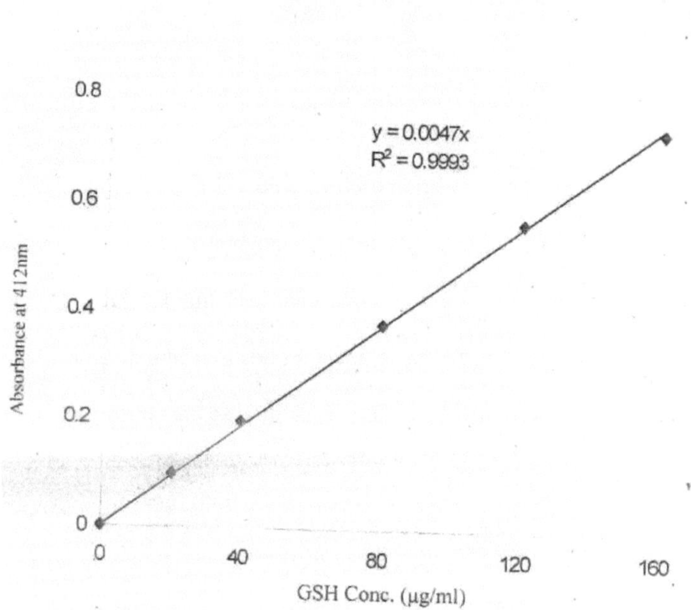

Figura 63: Curva de calibração para o glutatião no regente de Ellman

QUADRO 1.0 RESULTADOS DOS ENSAIOS PARA O MDA

NORM	ETHA	ETHANO *J.curcas*	*J.curcas* 100	ETHANOL Vit C
2.90	4.06	3.31	2.29	3.90
2.84	4.49 I	3.35	3.12	3.681
2.98	3.88	3.28	2.95	

Erythrocy MDA	NORM	ETHAN	ETHANOL + *J.curcas 100*	*J.curcas* 100	ETHANOL + VitC
MEAN	2.9068	4.1444	3.3124	2.7872	3.6608
±SD	0.070344	0.31368	0.039259	0.436335	0.250249

QUADRO 2.0 RESULTADOS RELATIVOS AO GSH

NORMAL	ETHANOL	ETHANOL + *J. curcas* 100	*J. curcas* 100	ETHANOL + Vitc
47.00	31.12	42.79	50.73	43.76
39.71	25.93	38.90	41.17	32.41
40.68	24.31	35.66	47.00	37.12
		41.82		

ERYTHROCYTE GSH	NORMAL	ETHANOL	ETHANOL+ *J. curcas* 100	*J.curcas* 100	ETHANOL +Vitc
Mean	42.46	27.12	39.79	46.30	37.76
+SD	3.96	3.56	3.57	4.82	5.70

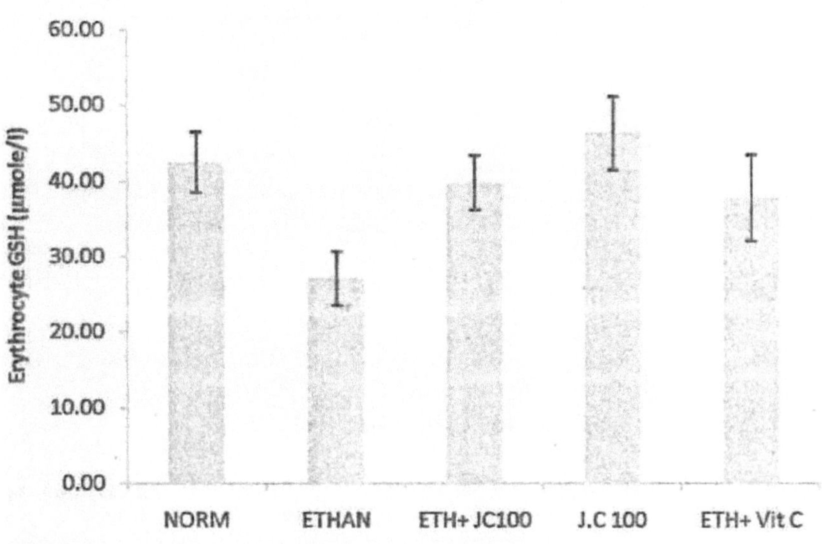

Figura 3.1: Efeito da administração de *J. curcas* no glutatião eritrocitário em etanol ratos albinos wistar machos intoxicados

Os resultados (Fig. 3.1) revelaram que, nos ratos tratados com etanol, se verificou um aumento significativo (p<O,05) das concentrações de lípidos

peroxidação nos eritrócitos em comparação com o controlo, como evidenciado pelos níveis reduzidos de GSH. No hemolisado de eritrócitos do rato testado administrado com *J. curcas*, os níveis de GSH aumentaram significativamente em comparação com o grupo de controlo do etanol. O tratamento de ratos intoxicados com etanol com 100mg/kgbwt de *J. curcas* resultou num aumento significativo (p<O,05) da GSH hepática comparável ao dos ratos expostos tratados com vitamina C.

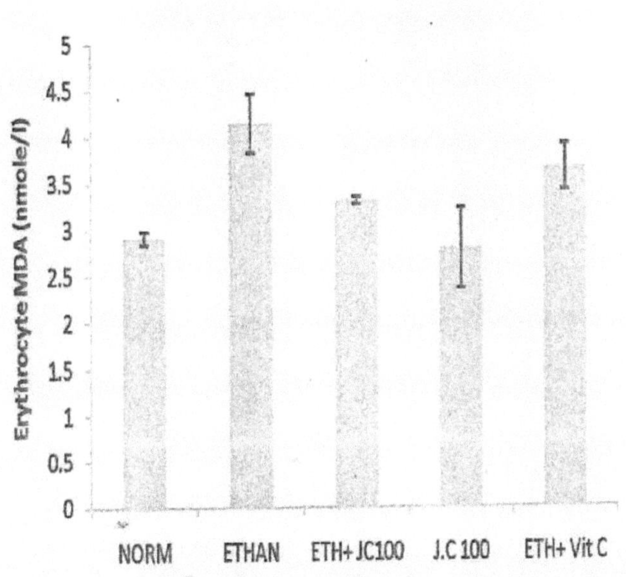

Figura 3.2: Efeito da administração de *J. curcas* no Malondialdeído eritrocitário em ratos wister albinos machos intoxicados com etanol

Os resultados (Fig. 3.2) revelaram, no rato exposto ao etanol, um aumento significativo (p<O,05) da peroxidação lipídica nos eritrócitos em comparação com o controlo, como evidenciado pelos níveis elevados de MDA. Nos eritrócitos do rato testado administrado com *J. curcas,* os níveis de MDA foram significativamente reduzidos em comparação com o controlo do etanol. - O tratamento de ratos intoxicados com etanol com 1000mg/kgbwt de *J.*

curcas resultou numa redução significativa de MDA em comparação com a vitamina C e o controlo normal.

CAPÍTULO 5

5.0-DISCUSSÃO E CONCLUSÃO

Foi investigado o efeito do extrato etanólico *de J. curcas* no stress oxidativo induzido pelo etanol em ratos. Há cada vez mais provas de que as lesões hepáticas induzidas pelo álcool podem estar associadas a um aumento do stress oxidativo. Os danos oxidativos podem resultar da exposição aguda ou crónica ao etanol. Os mecanismos subjacentes à toxicidade do etanol têm sido objeto de muitos estudos, mas não são bem compreendidos. Ao contrário de muitos agentes farmacológicos selectivos, o etanol tem claramente vários locais de ação importantes. Um fator deletério no metabolismo do etanol é o potencial de geração de quantidades excessivas de radicais livres. Desconhece-se até que ponto esta atividade é responsável pela toxicidade global do etanol. Sabe-se que o álcool induz um aumento do stress oxidativo dependente da dose. A ação hepatotóxica dos xenobióticos manifesta-se geralmente por perturbações da respiração celular que interferem com os mecanismos de oxidação e redução, por perturbações do metabolismo das proteínas, dos hidratos de carbono e dos lípidos e por perturbações do transporte intra e extracelular. Em consequência, toda a célula ou os seus organelos citoplasmáticos podem ser danificados. Mais frequentemente, os danos manifestam-se sob a forma de degeneração vacuolar parenquimatosa, necrose dos hepatócitos ou perturbações na atividade das enzimas metabólicas (Enrique Cadenas, 2012). Em numerosos estudos experimentais, foi demonstrada a ocorrência de geração induzida pelo álcool de radicais livres derivados do oxigénio e do etanol, importante fonte de espécies reactivas de oxigénio (ROS) e também um alvo primário dos danos induzidos pelo etanol.

Sabe-se que o etanol induz a enzima antioxidante mitocondrial manganês superóxido dismutase (Mn-SOD) em animais experimentais após a administração aguda e crónica de etanol (Nordmann *et al.*, 2003).

No presente estudo, os produtos finais da peroxidação lipídica foram avaliados através do nível de MDA, um biomarcador conhecido da peroxidação lipídica e do stress oxidativo. A diminuição dos níveis de MDA em ratos tratados com etanol + *J. curcas* 100 pode ser parcialmente devida a uma contra-ação dos efeitos deletérios da peroxidação lipídica pela utilização de *J. curcas*, sugerindo que *J. curcas* desempenha um papel importante na reparação da disfunção lipídica provocada por danos no fígado induzidos pelo álcool. Os nossos resultados também mostraram uma redução significativa na concentração de GSH nos eritrócitos dos animais com etanol. Além disso, a administração de *J. curcas* foi capaz de aumentar a concentração de GSH em ratos expostos ao etanol. Estes aumentos foram comparáveis aos observados em animais melhorados com vitamina C, um antioxidante padrão. Isto é consistente com relatórios anteriores sobre a capacidade do etanol para induzir o stress oxidativo (Nordmann *et al.*, 2003). A GSH é importante na manutenção da homeostase redox na célula. Mantém o estado redox de sulfidrilas de proteínas críticas que são necessárias para a reparação e expressão do ADN no núcleo (Valko *et al.*, 2011). Além disso, protege as células contra o stress oxidativo através do seu funcionamento como cofator de várias enzimas desintoxicantes contra o stress oxidativo, elimina o radical hidroxilo e o oxigénio singlete, regenera os antioxidantes mais importantes, as vitaminas C e E, de volta às suas formas activas e a GSH participa no transporte de aminoácidos através dos produtos químicos plasmáticos desintoxicados pela conjugação da GSH. Sabe-se que os antioxidantes conferem resistência ao stress oxidativo através da eliminação dos radicais livres, da inibição da peroxidação lipídica e de outros mecanismos, prevenindo assim a doença (Youdim *et al.*, 2010). É do conhecimento geral que a maioria dos antioxidantes são flavonóides, como a quercetina, a rutina ou a miricetina (Kandaswami *et al.*, 2011). Foram comunicadas propriedades antioxidantes in vivo de *J. Curcas* (Diwani *et al.*, 2009; Kamal *et al.* 2011). Este facto pode ser atribuído à presença de flavonóides, que provavelmente desempenham um papel como eliminadores eficazes de radicais livres . A atividade antioxidante dos compostos fenólicos deve-se principalmente às propriedades redox, que lhes permitem atuar como agentes redutores, dadores de hidrogénio, supressores de oxigénio singlete, quelantes de metais pesados e supressores de radicais hidroxilo (Rice-Evans *et al.*, 2010).

5.l-CONCLUSÃO

Em conclusão, os resultados obtidos nestes estudos reafirmam ainda mais o efeito deletério do consumo crónico de etanol e a ameaça que este representa para o organismo. No entanto, a administração dos nossos extractos causou uma redução significativa do stress oxidativo, como pode ser visto na capacidade dos extractos de *J. curcas* para aumentar a concentração de GSH nos eritrócitos e também diminuir simultaneamente a concentração de malondialdeído, um produto evidenciado da peroxidação lipídica.

Este trabalho é inesgotável, pelo que é necessário efetuar mais experiências para confirmar as conclusões do presente trabalho.

REFERÊNCIAS

Abdel, G., El Badwi, Magzoub, (2003). *Resolver o problema dos ésteres de forbol. Jatropt,* p 24-31.

Armstrong, D. e Brown, R. N., (2001). *American Journal of Epidemiological Study154* (**4**):348-356

Belewu, M. A, (2008).Replacement *of Fungus Treated Jatropha Kernel Meal for Soybean Meal in the Diet of Rats. Green Farming* **2**(3), 154 -157.

Belewu, M. A., Ogunsola, F. 0., (2010). Índices hematológicos e séricos de cabras alimentadas com bolo de amêndoa de Jatropha curcas tratado com fungos numa ração mista. *Jornal de Biotecnologia Agrícola e Desenvolvimento Sustentável* **2**(3),35 - 38.

Boothby, L. A, Doering, P. L., (2005)." *Vitam in* C *and Vitamin EforAlzheimer's Disease". Ann Pharmacother,* **39** (12): 2073-80.

Boskovic, M., Vovk, T., Kores, Plesnicar, B.; Grabnar, I., (2011). Stress oxidativo na esquizofrenia. *Curr Neuropharmacol.* 9 (2): 301-12.

Colis, L. C., Raychaudhury, P., Basu, A. K., (2008). *"Mutational Specificity of Gammaradiation-induced Guanine-thymine and Thymine-guanine intrastrand Cross-links in Mammalian Cells and Translesion Synthesis past the Guanine-thymine lesion by human DNA polymerase eta". Biochemistry* **47** (6): 8070-9.

Ejelonu, B. C., Oderinde, R. A., Balogun, S. A., (2010). Propriedades químicas e biológicas de *Jatropha curcas* e Mucunasolan Seed e óleo de semente. *Libyan Agriculture*

Research Center Journal International **1** (4), 263-268.

El Diwani, G., El Rafie, S., Hawash, S., (2009). Atividade antioxidante de extractos obtidos a partir de resíduos de nós, folhas, caule e raiz de *Jatropha curcas* egípcia. *Jornal Africano de Farmácia e Farmacologia* **3**(11), 521-530.

Esterbauer, e Cheesman, (2012). Método de ensaio de perioxidação de lípidos. *Enzymol,* **186**: 407-421.

Evans, M.D., Cooke M. S., (maio de 2004). *"Factores que contribuem para o resultado de danos oxidativos aos ácidos nucleicos".* **BioEssays26** (5): 533-42.

Figueiras, A., Ruano-Ravina, A., Freire-Garahal, M., Barros-Dios, M., (2006). Vitaminas Antioxidantes e Risco de Cancro do Pulmão. *Curr. Pharm, Des.* **12** (5): 599-613.

Fong, J. I., Rhoney, D. H., (2006). "Revisão do potencial neuroprotector do AVC agudo". *Ann Phormacother,* **40** (3): 461-71.

Gbolade, A. A, (2009). Inventário de Plantas Antidiabéticas *em* Distritos Selecionados do Estado de Lagos, Nigéria. *Journal of Ethnopharmacology,* **121**, 135-139.

Halliwell, e Barry, (2007). Oxidative stress and cancer: have we moved forward. *Biochemistry Journal*, **401** (1): 1-11.

Handa, O., Naito, Y, Yoshikawa, T., (2011). "Biologia Redox e Carcinogénese Gástrica: The Role of *Helicobacter pylori". Redox Rep.* **16** (1): 1-7.

Hardin, S. C., Larue, C. *T.,* Oh, M. H., Jain, V., Huber, S. C., (2009) *Coupling Oxidative Signals to Protein Phosphorylation via Methionine Oxidation in Arahidopsis. Biochemistry Journal,* ***422*** (2):305-312.

Henning, R., (2007). A proteção *da Jatropha curcas* no Mali.

Igbinosa, O. O., Igbinosa, E. O., Aiyegoro, O. A., (2009). Atividade antimicrobiana e rastreio fitoquímico de extractos de casca de caule de *Jatropha curcas (Linn). Jornal Africano de Farmácia e Farmacologia* **3**(2), 58-62.

Isabella, Aldini, Giancarlo, Carini, Dalle-Donne,Marina, (2006). "Protein Carbonylation, Cellular Dysfunction, and Disease Progression" (Carbonilação de proteínas, disfunção celular e progressão de doenças). *Journal of Cellular and Molecular Medicine, volume* **10**, pp. 389-406.

James, O., Unekwojo, E, e Ojochenemi, A., (2011). *Avaliação das Actividades Biológicas: Uma Comparação dos Extractos de Folhas de Pergulariadaemia e Jatrophacurcas. British Biotechnology* Janero, (2012). Ensaio de Perioxidação Lipídica. *Free Rad. Biol. Med.* 9: 515-540.

Janick, Jules; Robert, E., Paull, (2008). *The Encyclopedia of Fruits and Nuts.* pp. 371-372.

Kalimuthu, K., Vijayakumar, S., e, Senthilkumar, R., (2010). Atividade antimicrobiana da planta de biodiesel*, Jatropha curcas. Jornal Internacional de Ciências Farmacêuticas e Biológicas,* **1**(3), 1-5.

Kamal, S., Manmohan, S., e Birendra, S., (2011). *Uma Revisão sobre Aplicações Químicas e*

Medicobiológicas de Jatrophacurcas. Revista Internacional de Investigação em Farmácia, 61-66.

Kandaswami, e, Middleton,(2011). *Eliminação de Radicais Livres e Atividade Antioxidante de Flavonóides de Plantas. Adv. Exp Med Biol.* **336**: 35-376.

Kumar, A., Sharma, S., (2008). An Evaluation of Multipurpose Oil Seed Crop for Industrial Uses *(Jatropha curcas): A Review. Ind. Crop Prod,* **28**(1): 1-10.

Lennon, S. V, Martin, S. J., Cotter. T. G., (2001). *"Indução de apoptose dependente da dose em linhas de células tumorais humanas por estímulos amplamente divergentes". Cell Proliferaion,* **24** (2): 203214.

Martinez, H., Sedohurayu, P., Francis, G., (2006). Composição química, constituintes tóxicos e antimetabólicos, e efeitos de diferentes tratamentos nos seus níveis, em quatro proveniências de *J. curcas* do México. *Food Chemistry,* p 80-89.

Meeus, M., De Meirleir, K., Nijs, L., (2006). "Dor Musculoesquelética Crónica na Síndrome da Fadiga Crónica: Recent Developments and Therapeutic Implications". *Man Ther.11* (3): 187191.

Meshram, Diwaker, Tiwari, (2009). *Jatropha curcas* an Antifeedant Agent. *African Journal onliine.* p 37-53.

Messner KR, Imlay JA (novembro de 2002). *"Mecanismo de formação de superóxido e peróxido de hidrogénio pela fumarateredutase, succinato desidrogenase e aspartato oxidase". Journal of Biological Chemistry,* **277** (45): 42563-71.

Meyer, Andreas, J., May, Mike, J., Fricker, Mark, (2001). "Quantitative in - vivo Measurement of Glutathione in Arabidopsis Cells"; The Plant Journal; 27 (1): 67-78.

Meyers, D., Maloley, P., Weeks, D., (1996). "Segurança das Vitaminas Antioxidantes". *Arch. Intern. Med,* **156** (9): 925-35.

Morris, H., Valko, M., Cronin, M., (2005). "Metais, toxicidade e stress oxidativo". *Curr. Med. Chem.* ***12*** (10): 1161-208.

Nam, Hei, (2008). Capacidade antioxidante e conteúdo fenólico total de Jatropha curcas. *Publicação Research Gate,* p 22.

Namuli, A, Abdullah, N., Sieo, C., Zuhainis, S., e Oskoueian, E., (2011). Compostos fitoquímicos e atividade antibacteriana dos extractos *de Jatropha curcas* Linn. *Journal of medicinal Plants Research,* **5**(16), p. 3982-3990.

Nikolova, D., Bjelakovic, G.,Gluud. L., Simonetti, R., Gluud, C., (2007). "Mortalidade em Ensaios aleatórios de suplementos antioxidantes para tratamento primário e secundário Prevenção: Systematic Review and Meta - analysis". *JAMA, **297*** (8): 842-57.

Nordman, Tilac, J., Sah, N., (2003). Simulação do modo de deriva toroidal, Turbulence Driven

Gradientes de Temperatura e Aprisionamento de Electrões. *Nucl. Fusion,* **30.** p 983

Okujagu, T., Etatuvie, S., Eze, I., Jimo, B., Nweke, C., Mbaoji, C., (2006). Plantas Medicinais da Nigéria,' Sudoeste da Nigéria. *Em colaboração com a Associação Tradicional do*

Estado de Lagos

Conselho de Medicina e Departamento de Botânica, Universidade de Lagos. 1ª edição, 1: 20.

Oseni, L. A., e, Alphonse, P. K., (2011). Comparação das Propriedades Antibacterianas de Extractos Solventes de Diferentes Partes de *Jatropha curcas (Linn). Revista Internacional de Investigação Farmacêutica e Fitofarmacológica,* **1**(3), p. 117-123.

Oskoueian, E., Abdullah, N., Saad, W., Omar, A., Ahmad, S., Kuan, W., Zolkifli, N., Hendra, R., e Ho, Y., (2011). Antioxidante, Anti-inflamatório e Anticancerígeno actividades dos extractos metanólicos *de Jatropha curcas Linn. Jornal de Medicinal*

Patel, V. P., Chu, C. T., (2011). "Transporte nuclear, estresse oxidativo e neurodegeneração". *Jornal Internacional, Clin Express Pathol.* **4** (3): 215-29.

Pratviel, Genevieve, (2012). "Dano oxidativo ao DNA mediado por íons de metal de transição e seus complexos". *Capítulo 7.*

Pryor, W. A, (2000). "Vitamina E e doenças cardíacas: Basic Science to Clinical Intervention trials". *Free Radic. Biol. Med.* **28** (1): 141-64.

Ramalingam, M., Kim, S., (2012). "Espécies reativas de oxigênio / nitrogênio e suas correlações funcionais em doenças neurodegenerativas". *Jornal de Transmissão Neural*. 199.

Rao, M. S., Ruddy J. K., (2008). Metabolismo lipídico e inflamação do fígado. *American Journal of Physiology,* **290**. pp 5

Rathee, P., Chaudhary, H., Rathee, S., Rathee, D., Kumar, V., e Kohli, K., (2009). Mecanismo de ação dos flavonóides como agentes anti-inflamatórios: A review. *Inflammation and Allergy Drug Targets* **8**(3), 229-235.

Rattan, S. I., (2006). "Teorias do envelhecimento biológico: Genes, Proteínas e Radicais Livres". *Livre radic. Res.* **40** (12): 1230-8.

Rice-Evans, Mordi, M. N., Mansour, S. M., Ramanathan, S., (2010). Avaliação da propriedade fenólica da folha de Jatropha curcas. *Jornal Asiático de Ciências Vegetais,* **9**: 479485.

Rogina, B., Helfand, S. L., (2003). "Genética do envelhecimento na mosca da fruta, Drosophila melanogaster". *Annu. Rev. Genet.* **37***:* 329-48.

Rug, M., e Ruppel, A., (2000). Actividades Tóxicas da Planta Jatroph acurcas contra Hospedeiros de Caracóis Intermediários e Larvas de Schistosomas. *Tropical Medicine & International Health,* **5**, 423-430.

Schafer, F. Q., Buettner, G. R., (2001). *"Redox Environment of the Cell as viewed through the Redox state of the Glutathione Disulfide/Glutathione couple". Free Radic. Biol. Med,* **30** (11): 1191-212.

Seaver, L. C., Imlay, J. A., (2004). *"As enzimas respiratórias são as principais fontes de peróxido de hidrogénio intracelular". Journal of Biological Chemistry,* **279**(47): 48742-50.

Shacter, E., Lee Y. J., (1999). "O stress oxidativo inibe a apoptose em células de linfoma humano". *Journal of Biological Chemistry,* **274** (28): 19792-8.

Sharma, P., Thomas, R., Sah, N., (2008). Biologia Terapêutica de Jatropha curcas: Uma Mini Revisão. *Curr. Pharm. Biotechnol.* **9**(4): 315-324.

Tapia, P. C., (2006). "O stress mitocondrial subletal com um aumento estequiométrico concomitante de espécies reactivas de oxigénio pode precipitar muitas das alterações benéficas na fisiologia celular produzidas pela restrição calórica, jejum intermitente, exercício e fitonutrientes dietéticos: "Mitohormesis" for Health and Vitality". *Med. Hypotheses,* **66** (4): 832-43

Thomas, R., Sah, N., e Sharma, P., (2008). Biologia Terapêutica de Jatropha curcas: Uma Mini Revisão. *Biotecnologia Farmacêutica Atual,* **9**(4), p. 315-324.

Tilac, J., Boloor, K., Sane-Ketaki, S. Saroj, S., Lele, R., (2004). "Radicais Livres e Antioxidantes na Saúde Humana: Current Status and Future Prospects". *Journal of Association of Physicians of India,* **52:** 796.

Uche, F. I., Aprioku, J. S., (2008). Os constituintes fitoquímicos, efeitos analgésicos e anti-inflamatórios do extrato metanólico das folhas de Jatrophacurcas em ratos e ratos albinos Wistar. *Revista de Ciências Aplicadas e Gestão Ambiental,* **12** (4), 99 -102.

Valko, Enrique, C., (2011). Radicais Livres e Antioxidantes em Funções Fisiológicas Normais e Doenças Humanas. *International Journal Biochem Cell Biol.* ***39*** (1): 4484.

Valko, M., Morris, H., Cronin, M., (2005). "Metais, Toxicidade e Stress Oxidativo". *Curr. Med. Chem.* ***12*** (10): 1161-208.

Centro Mundial de Agroflorestação, (2009). *Base de dados Agroforestree* 4.0.

Youdim, e Joseph, (2010). Envelhecimento e função cerebral. *Brain Research,* **1036**, p 122129.

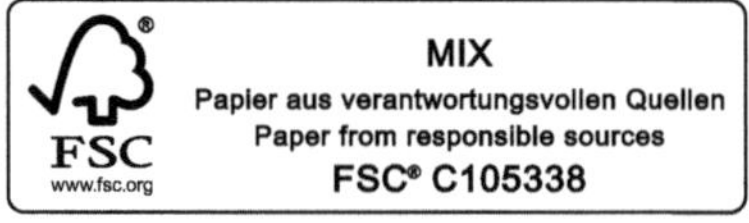

Printed by Books on Demand GmbH, Norderstedt / Germany